U0231576

儿童性教育启蒙绘本

我要有弟弟妹妹啦？！

胡玥 / 著　派糖童书 / 绘

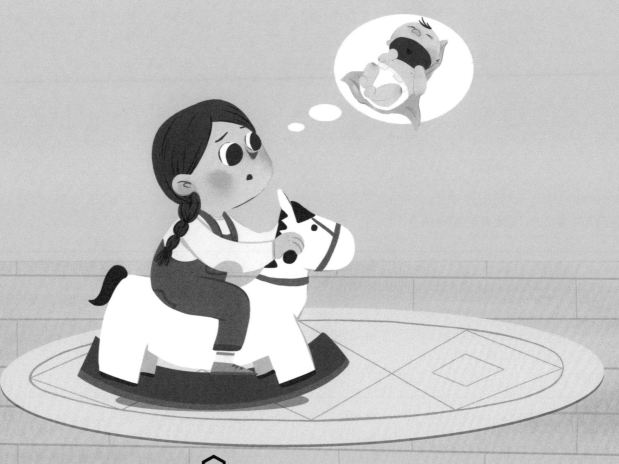

化学工业出版社

·北京·

图书在版编目(CIP)数据

我要有弟弟妹妹啦?! /胡玥著;派糖童书绘. —北
京:化学工业出版社,2020.6(2025.2重印)
(儿童性教育启蒙绘本)
ISBN 978-7-122-36584-2

Ⅰ.①我… Ⅱ.①胡… ②派… Ⅲ.①性教育-儿童读
物 Ⅳ.①R167-49

中国版本图书馆CIP数据核字(2020)第052826号

儿童性教育启蒙绘本:我要有弟弟妹妹啦?!
ERTONG XINGJIAOYU QIMENG HUIBEN WO YAO YOU DIDI MEIMEI LA

责任编辑:潘英丽   王婷婷
责任校对:王 静

出版发行:化学工业出版社(北京市东城区青年湖南街13号 邮政编码:100011)
印   装:北京建宏印刷有限公司
787mm×1092mm 1/12 印张 3½ 2025年2月北京第1版第2次印刷

购书咨询:010-64518888   售后服务:010-64518899
网   址:http://www.cip.com.cn
凡购买本书,如有缺损质量问题,本社销售中心负责调换。

定   价:25.00元

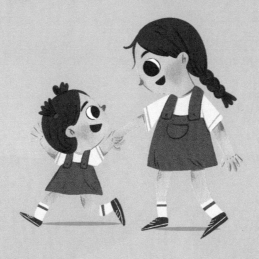

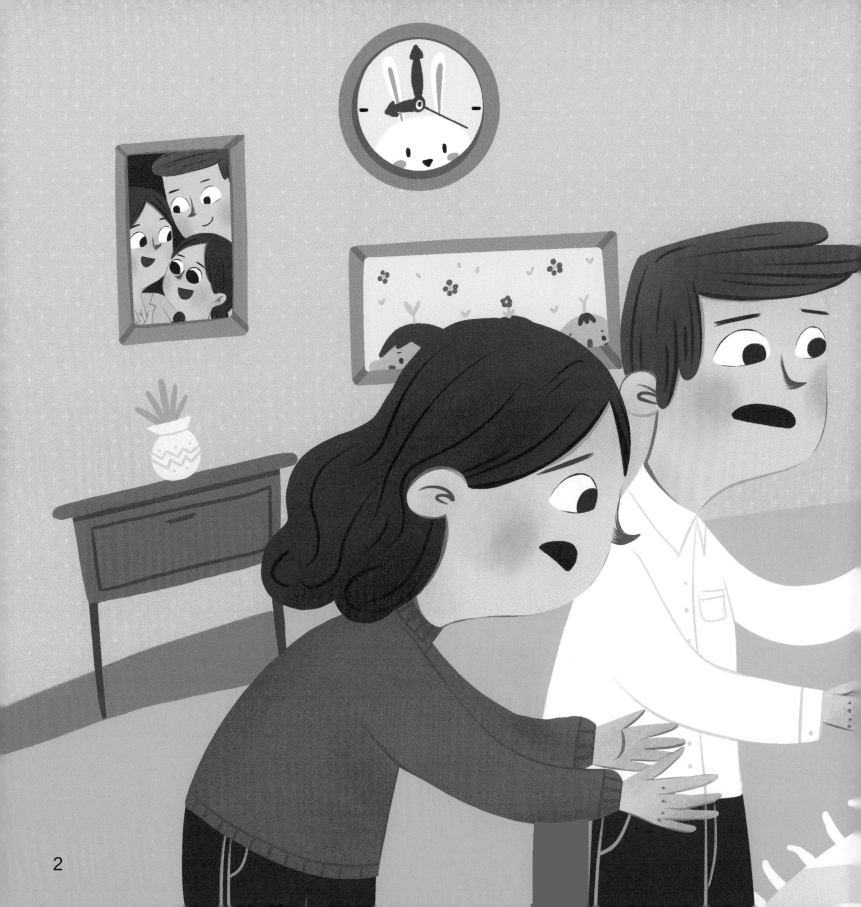

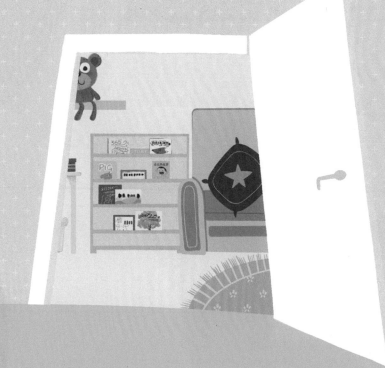

"什么？！我要有弟弟妹妹了？！"

一天，当爸爸妈妈告诉我这个消息时，我有种说不清的感受。一直希望能有个小伙伴天天陪我玩儿，可是，当他是我的弟弟妹妹时，就有点儿……不好玩啦……

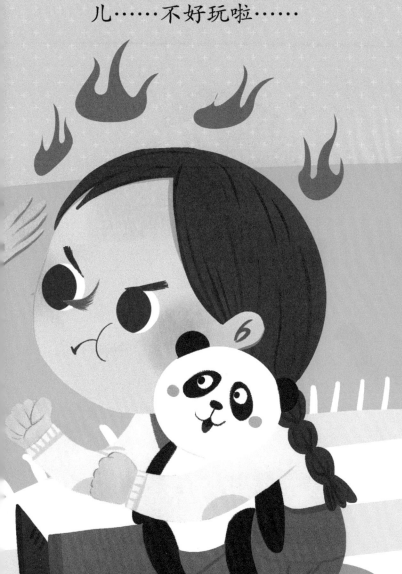

真的好怕他抢我的玩具，也担心爸爸妈妈不再那么喜欢我了。

哼！我才不要有弟弟妹妹呢！

3

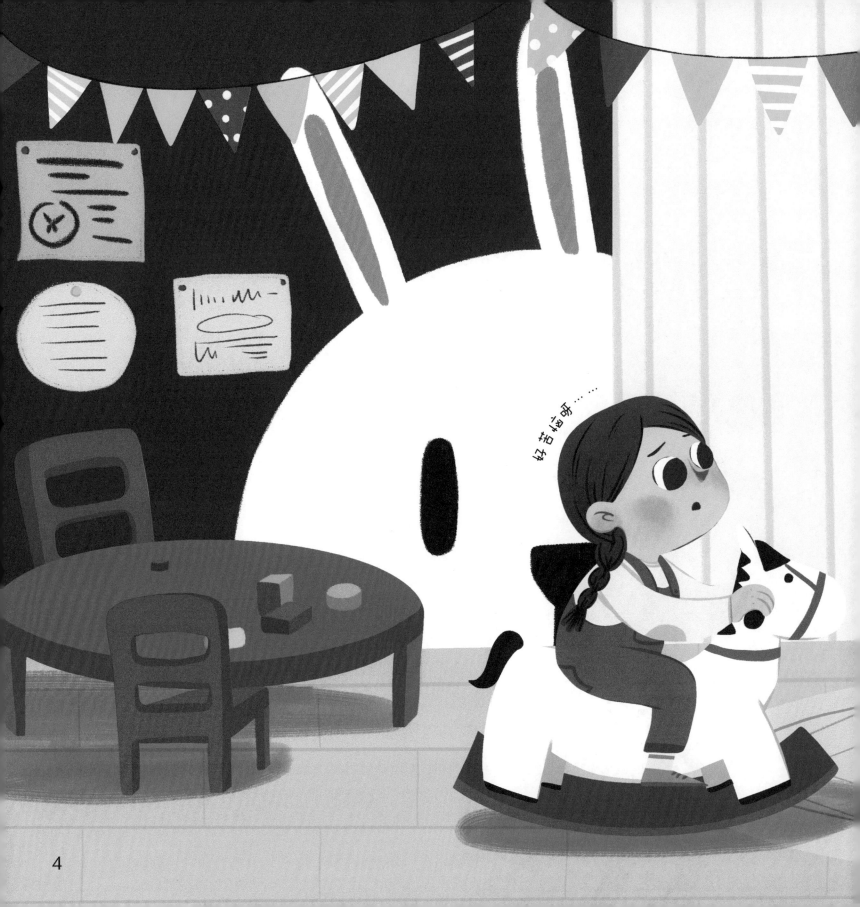

好困喔……

我把这个苦恼告诉了我的好朋友。他们有的和我一样心烦，有的还很生气，也有的**超级**开心，甚至希望每天都能有一个新的"弟弟妹妹"！
真是搞不懂……

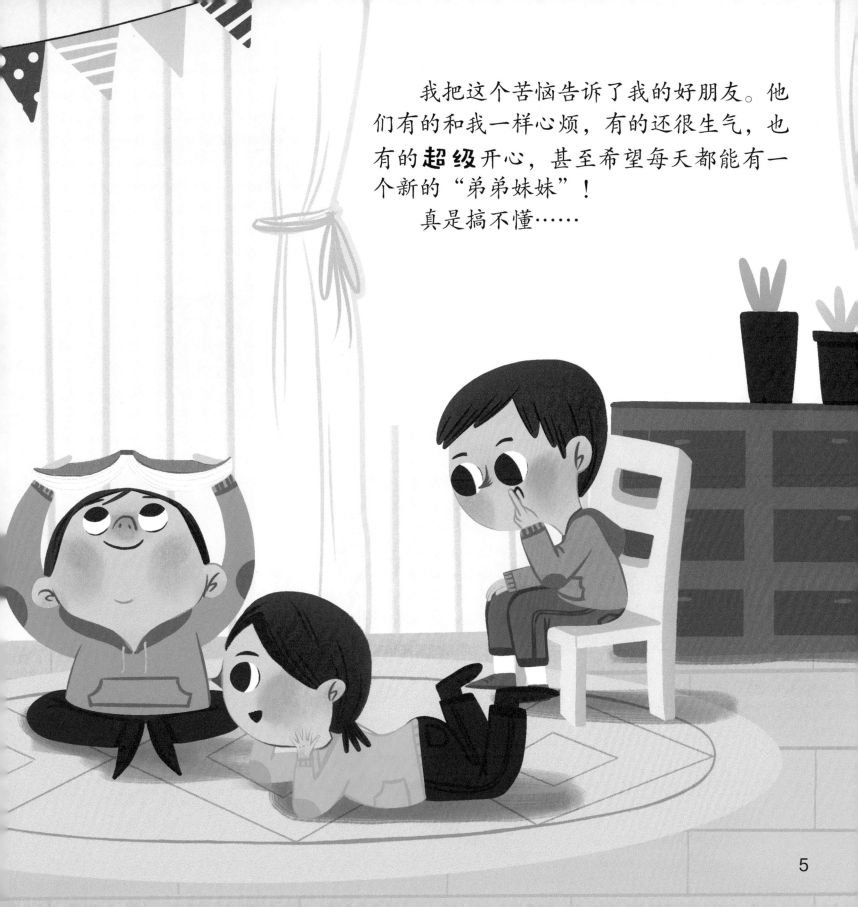

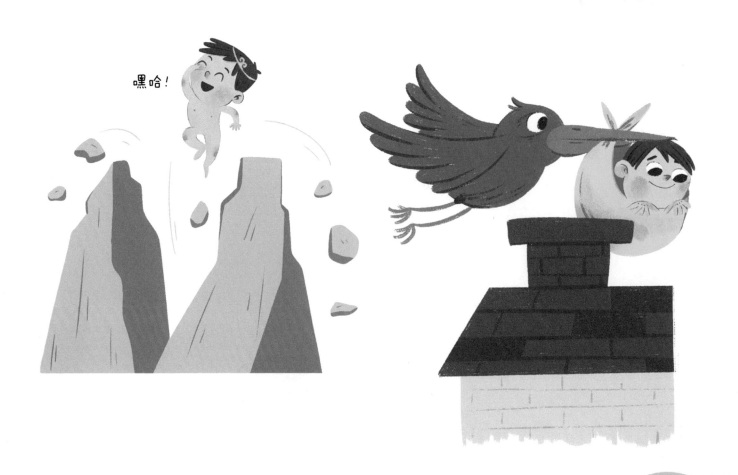

嘿哈！

"为什么会有弟弟妹妹呢？他是从哪里来的呢？"

"我又是从哪里来的呢？"

如果我们去问大人这个问题，可能会得到各种各样的答案——

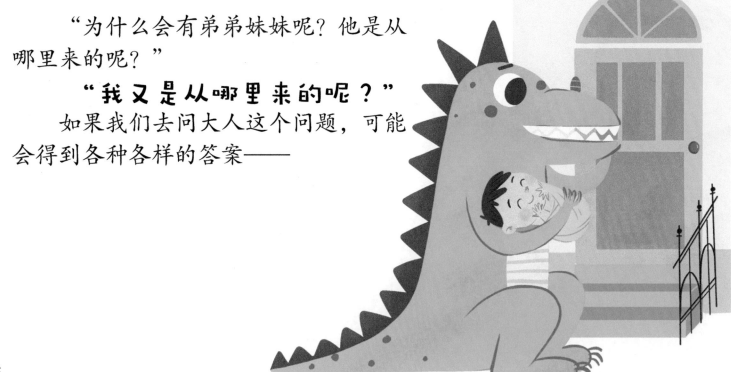

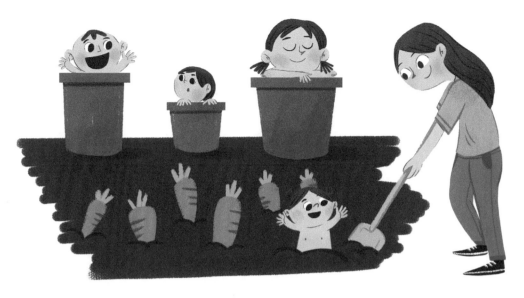

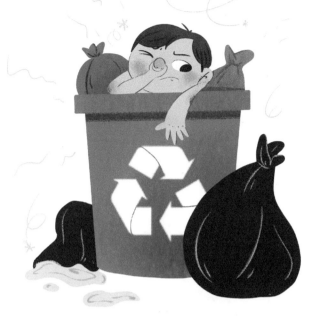

石头里、大树上、垃圾堆里、小河边、商店里，嗯……还有从爸爸妈妈的"胳肢窝"掉下来的，哈哈哈。

怎么会有这么多不同的地方，真是让人头疼呀。

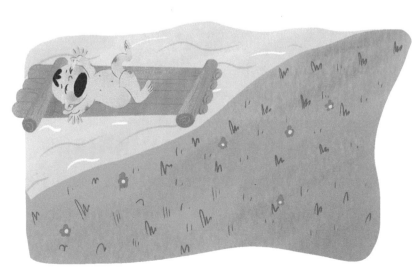

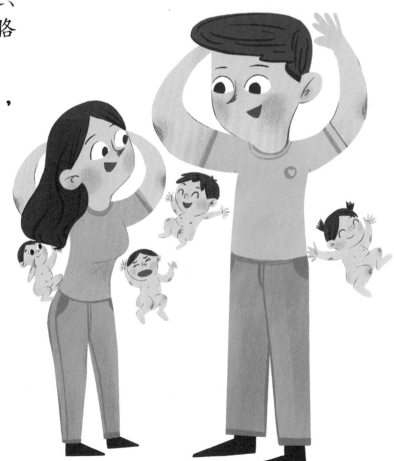

有的小朋友会一直追着大人问，非要弄清楚不可；有的小朋友问完，可能转过头就会被其他有趣的事情吸引过去了。

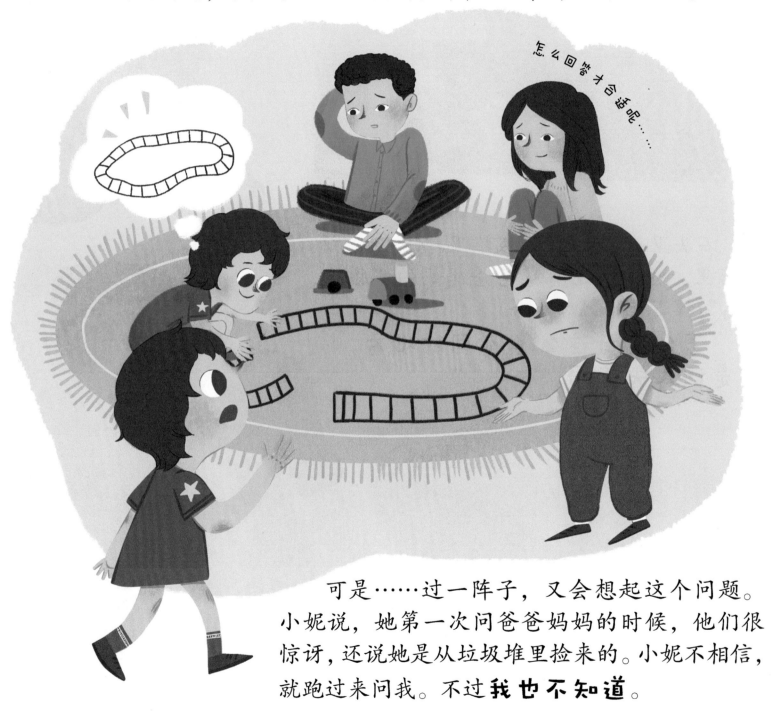

可是……过一阵子，又会想起这个问题。小妮说，她第一次问爸爸妈妈的时候，他们很惊讶，还说她是从垃圾堆里捡来的。小妮不相信，就跑过来问我。不过**我也不知道**。

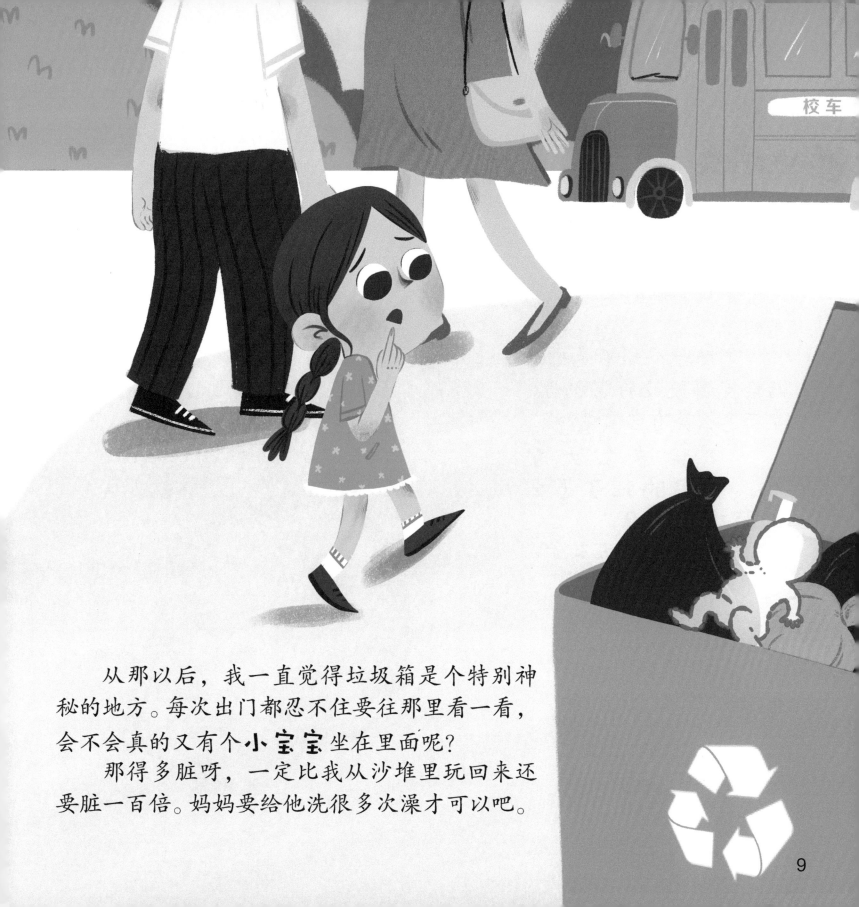

　　从那以后，我一直觉得垃圾箱是个特别神秘的地方。每次出门都忍不住要往那里看一看，会不会真的又有个**小宝宝**坐在里面呢？

　　那得多脏呀，一定比我从沙堆里玩回来还要脏一百倍。妈妈要给他洗很多次澡才可以吧。

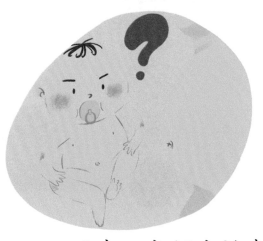

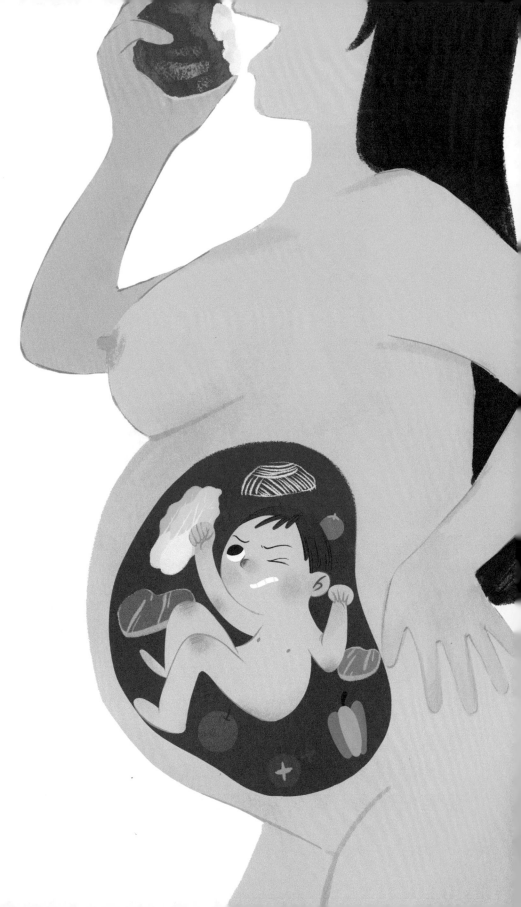

后来，老师告诉我，宝宝是从妈妈**肚子**里生出来的……

"肚子？那不是吃饭后会变得鼓鼓的地方吗？里面怎么会有宝宝呢？"

"**我这么大个儿，妈妈的肚子怎么能装得下呢？**"

"爸爸也有大肚子，为什么不生宝宝呢？"

……

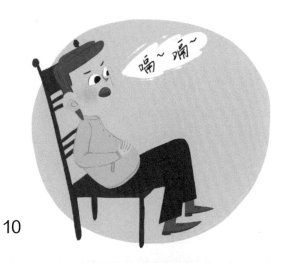

妈妈的肚子里有个温暖又舒适的大房子，宝宝就是在这里长大的，它叫作"**子宫**"。妈妈的身体里有子宫，爸爸可没有，所以他不能生宝宝。

　　老师还说，爸爸把自己的"种子"放进妈妈的肚子里，它就会慢慢长大，变成了小宝宝，在子宫这个"家"里安全地成长。

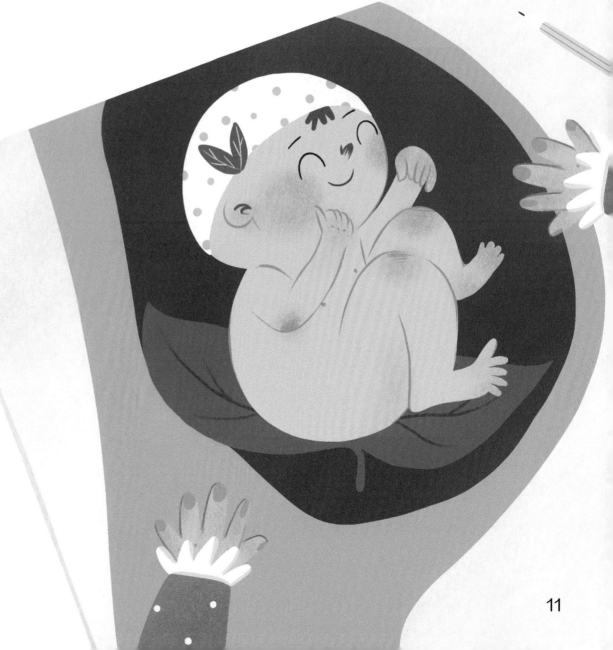

哦！怪不得，上周末，妈妈的好朋友小爱阿姨来家里做客，我好奇地问她为什么她的肚子那么大。

小爱阿姨笑得眼睛眯成了一条线，开心地和我说："因为里面住着一个小宝宝呀，而且一到晚上就喜欢跳舞，哈哈哈……下个月，你就能看到他啦。"

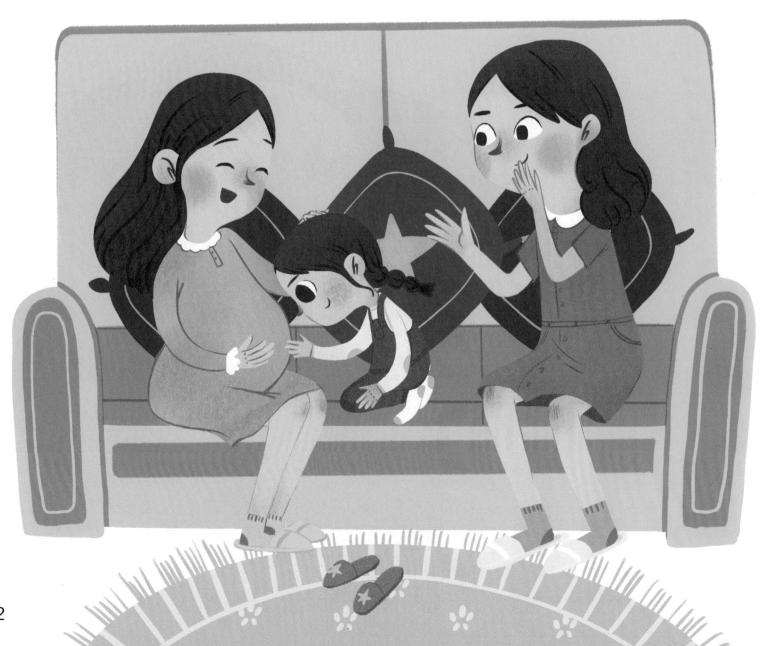

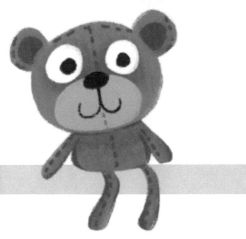

"可是——宝宝是怎么进到肚子里的？又是从哪里出来的呢？老师也没有告诉我……"

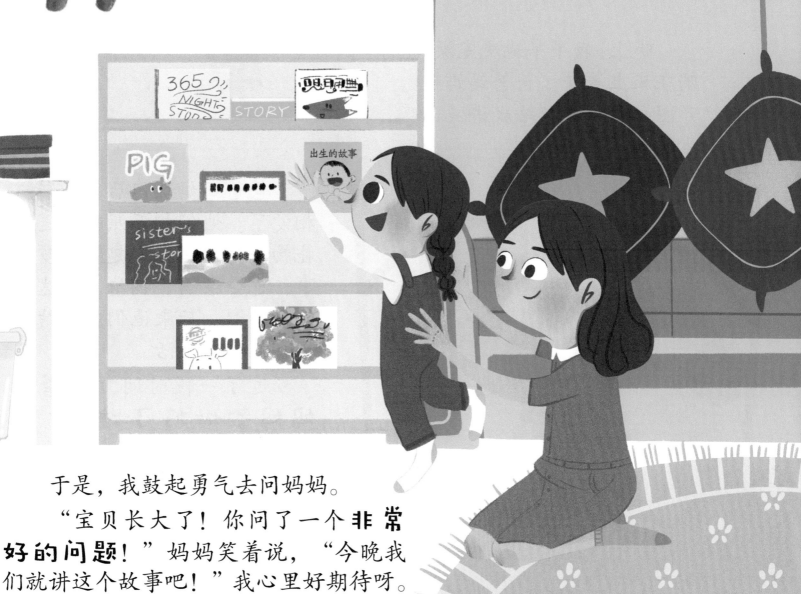

于是，我鼓起勇气去问妈妈。

"宝贝长大了！你问了一个**非常好的问题**！"妈妈笑着说，"今晚我们就讲这个故事吧！"我心里好期待呀。

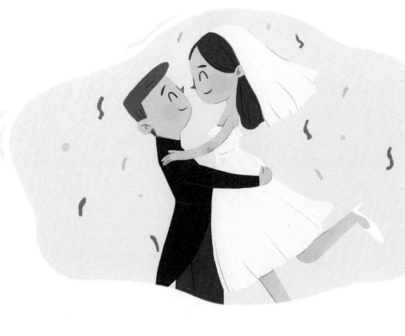

晚上，我早早地洗完澡，躺在床上等着。爸爸妈妈翻开图画书，开始给我讲《出生的故事》。

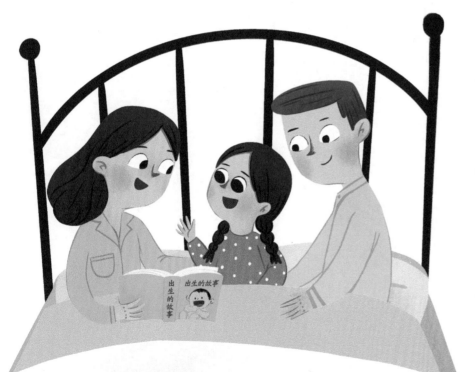

爸爸妈妈认识后，渐渐相爱了。他们相互照顾，送礼物给对方，在一起做很多事，也会亲吻、拥抱，表达爱和关心。后来他们决定结婚，在一起生活。

过了一段时间，**爸爸妈妈都做好了准备，想要一个宝宝！**而我，就是他们相爱的美好礼物。

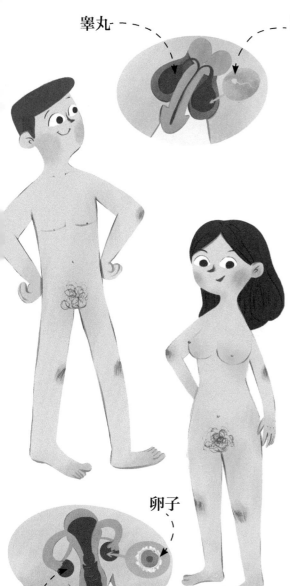

睾丸

精子

卵子

卵巢

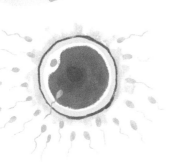

精子与卵子结合

"怎么才能有个宝宝呢？"

妈妈身体里有一个器官，叫作"卵巢"，可以产生**卵子**。

爸爸身体里有一个器官，叫作"睾丸"，可以产生**精子**。精子长得像小蝌蚪一样，可以游动。

卵子带着妈妈身体里的很多信息，精子则有着来自爸爸身体里的信息。它们结合在一起，这样出生后的我就会长得既像妈妈又像爸爸。

成千上万颗精子一起涌向成熟的卵子。最后，最幸运的精子成功地和卵子相遇，它们结合在一起形成了"受精卵"。然后妈妈就怀孕了。

一个新生命——"我"，就这样诞生啦！

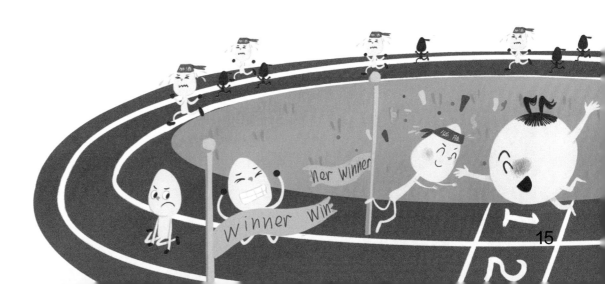

15

受精卵在妈妈的子宫里安家，一开始很小很小，慢慢地就会长大形成胎儿，变成出生前的我。

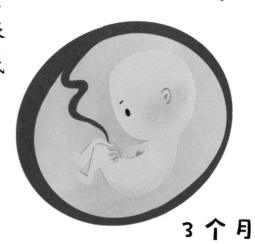

3 个 月

子宫可不是一座空荡荡的大房子，里面充满了像水一样的液体，可以保护胎儿不受外界的伤害。"原来那时我就会游泳啦！"

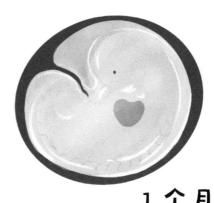

1 个 月

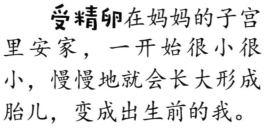

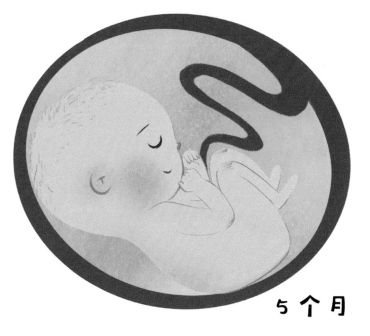

胎儿一天天地长大，妈妈的子宫也会慢慢变大，就像吹起来的气球一样。

5 个 月

"在这 9 个 多 月 的时间里，你和妈妈一起做了所有的事情——一起睡觉、吃饭、逛超市、散步……现在，你的弟弟妹妹也是这样的。"爸爸指着书里的图画对我说。

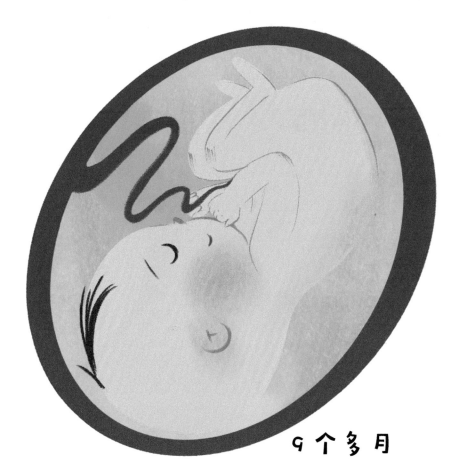

9 个 多 月

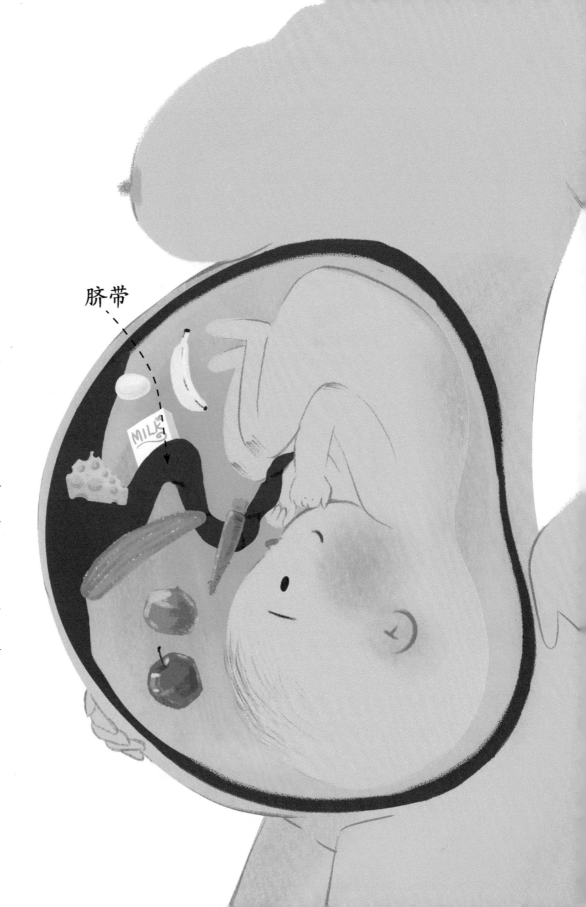

"如果我饿了，怎么吃饭呢？"

胎儿在子宫里通过一个像带子的器官——"脐带"，获得妈妈呼吸到的氧气、吃下的营养丰富的食物，并且把废物排出去。

所以，怀孕的时候，妈妈需要营养丰富的食物，还需要适当地运动。

脐带

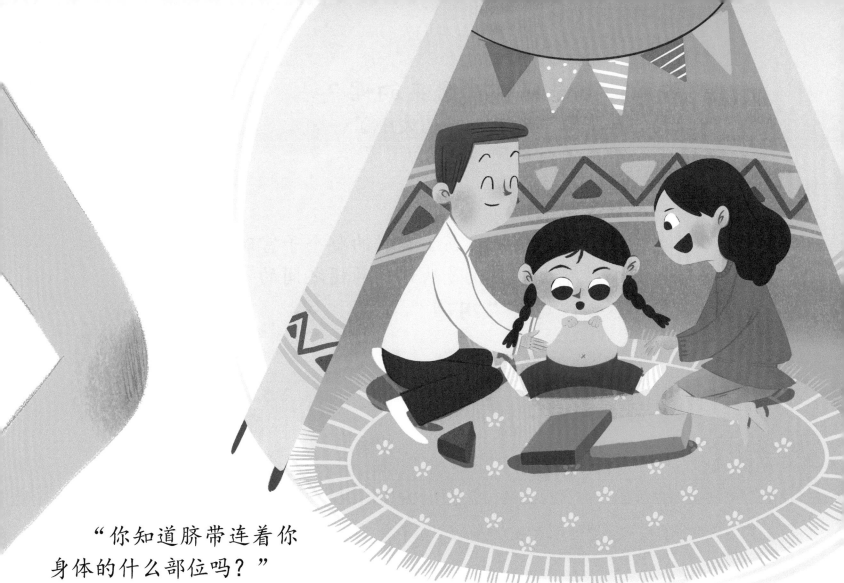

"你知道脐带连着你
身体的什么部位吗？"

"肚脐眼！"

爸爸说："对！现在你可以看一看自
己的**肚脐**，它像一个小圆坑。其实就是你出生时医生剪断了脐带，
脐带慢慢脱落后在你身上留下的印记。"

我有点担心："剪断脐带会很疼吗？"

妈妈笑着说："不会的，我的宝贝。脐带一头连着你，一头
连着我。当时妈妈没有感觉到疼痛，医生说你也不会疼。"

"那我最后是从哪儿出来的呢？

妈妈的肚脐眼？不对，那也太小了……

咦……难道是拉臭臭的地方吗？"

——原来是这里！

当我越长越大，几乎占满了妈妈的整个子宫时，我已经迫不及待要来到这个世界上啦。我是从妈妈两腿之间的一个特殊管道出来的，这个身体部位就是**"阴道"**。

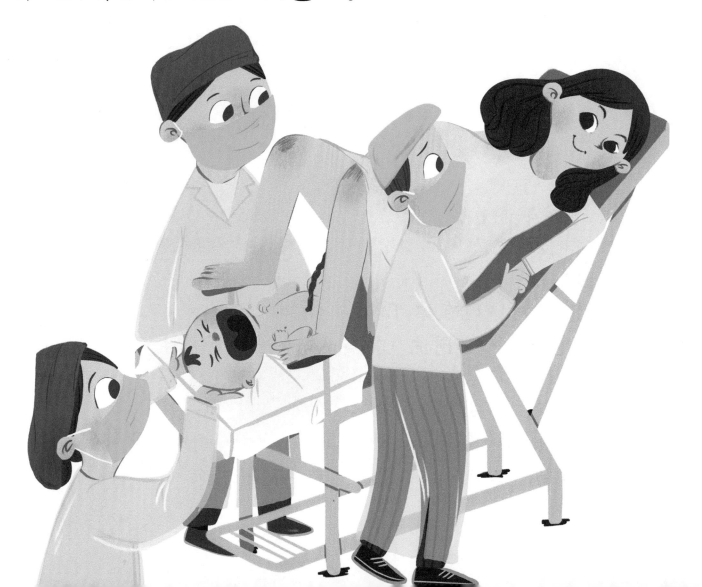

大多数情况下，胎儿是从"**阴道口**"生出来的，也有的胎儿是通过剖宫产手术出生的，医生在妈妈的肚子上开一个**刀口**，再把胎儿从妈妈的子宫里取出来。

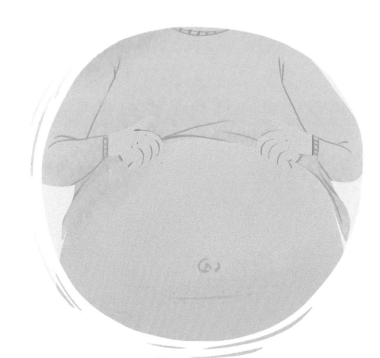

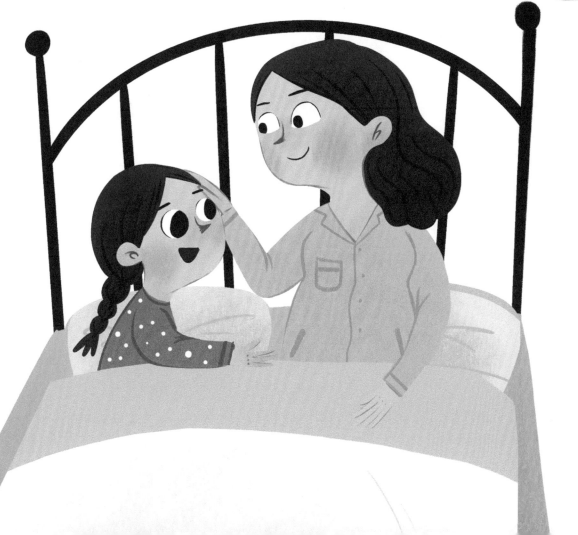

在医生和护士的帮助下，我离开了子宫，终于能跟爸爸妈妈见面啦！

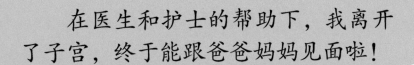

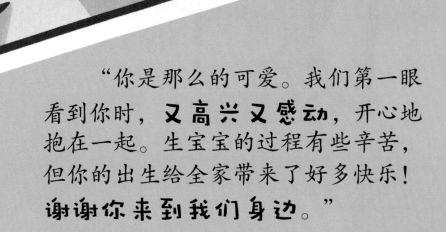

"你是那么的可爱。我们第一眼看到你时，**又高兴又感动**，开心地抱在一起。生宝宝的过程有些辛苦，但你的出生给全家带来了好多快乐！**谢谢你来到我们身边。**"

原来我是这样出生的。

当爸爸妈妈把我带到这个世界时，我的一生就开始了。

听完故事，我幸福地睡着了……

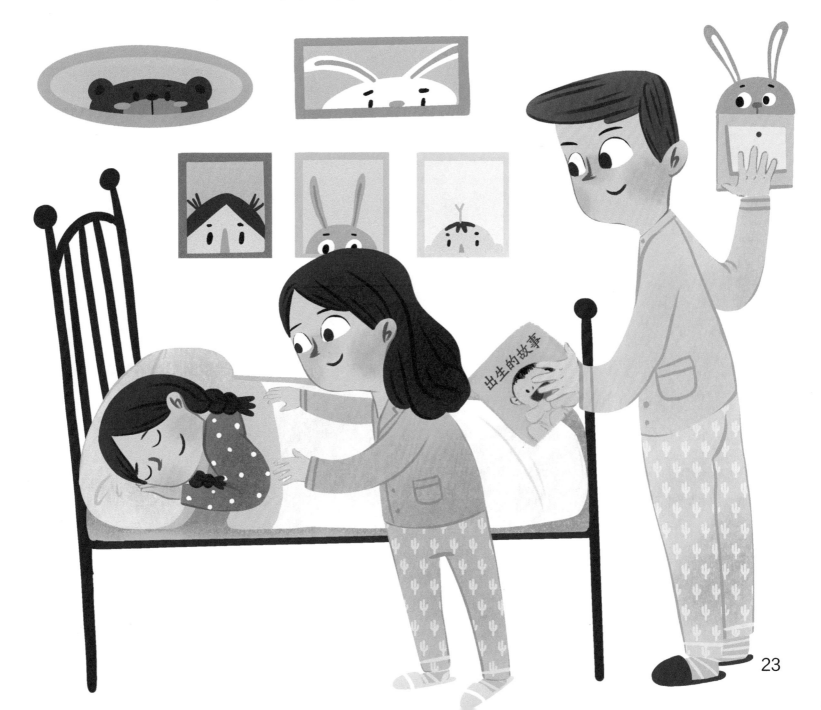

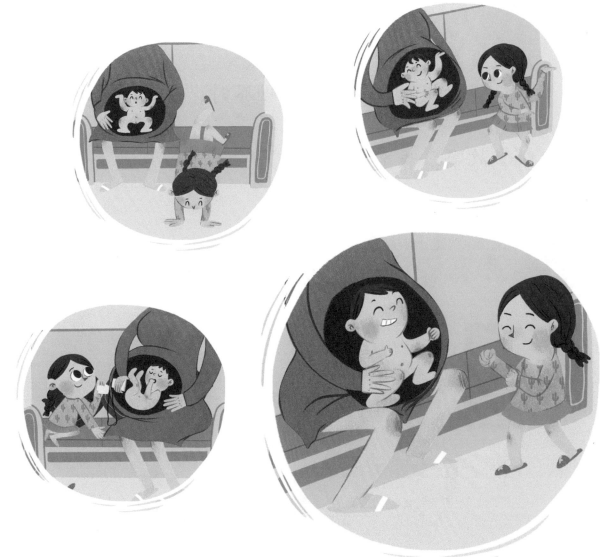

现在轮到我的弟弟妹妹啦。

他也在妈妈的子宫里一天天地长大。

他有时候很乖，我趴在妈妈的肚子上听不到一点声音。

他有时候又很调皮，我把手轻轻放在妈妈肚子上，他就会有感觉，好像要跟我打拳击一样。一会儿像个游泳运动员，一会儿又像个芭蕾舞蹈家……

好有趣呀。

有时，妈妈会感到恶心，吃不下饭，老是困得打哈欠。爸爸都会耐心地照顾妈妈，做了很多她爱吃的美味饭菜，还会经常跟妈妈肚子里的宝宝聊天。

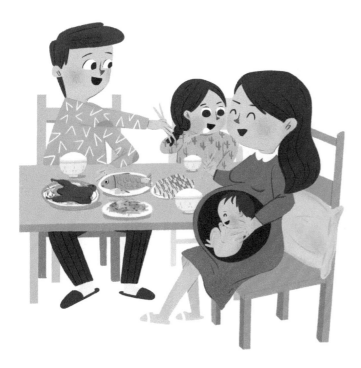

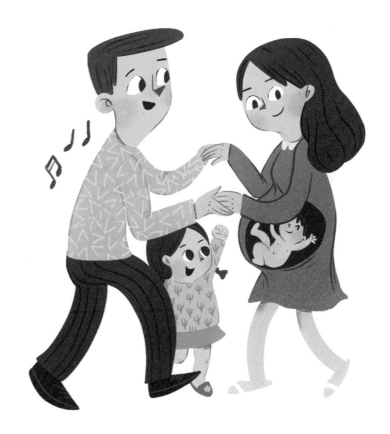

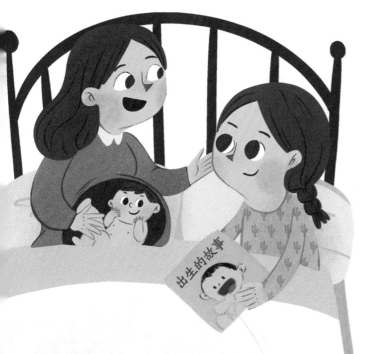

神奇的是，他能感受到食物的味道，妈妈说有他喜欢的和不喜欢的；他还能听到爸爸和我一起唱的歌，讲的笑话。

当妈妈给我讲故事时，忽然"哎呦"一声，我就知道这个在妈妈肚子里的小家伙又兴奋地手舞足蹈啦，难道他也听得懂故事吗？

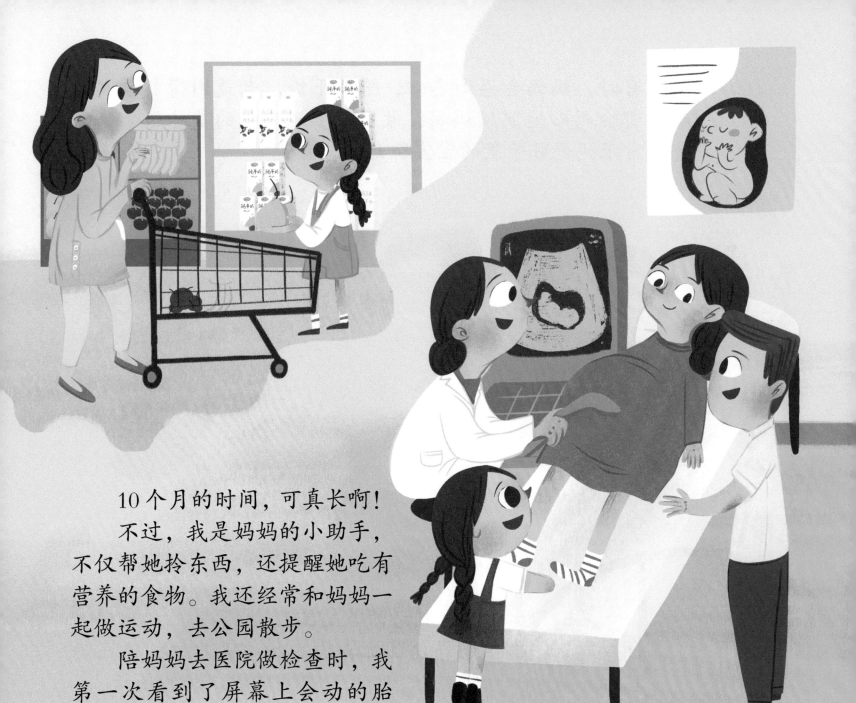

10个月的时间，可真长啊！

不过，我是妈妈的小助手，不仅帮她拎东西，还提醒她吃有营养的食物。我还经常和妈妈一起做运动，去公园散步。

陪妈妈去医院做检查时，我第一次看到了屏幕上会动的胎儿图像，真神奇！

全家人都在为即将出生的宝宝准备一些健康安全的生活用品。

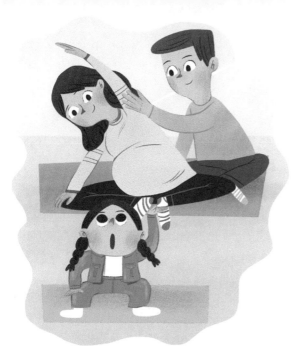

别以为怀孕只是妈妈一个人的事。爸爸也认真学习了好多知识，并照顾妈妈的生活。当然，还有我啦！

宝宝在长大，妈妈的肚子也越来越大，看起来就像塞了一个足球似的。

我盼望着他来到这个世界，就像当年爸爸妈妈盼望着我的出生一样。

直到——那一天……

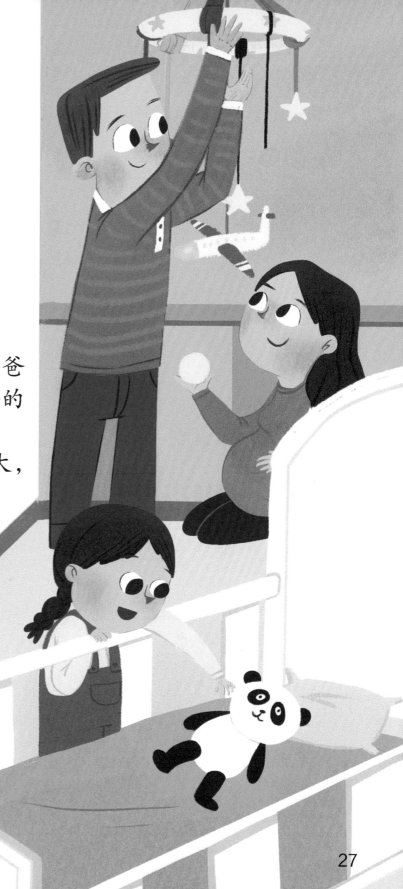

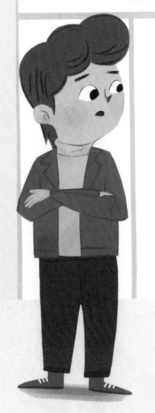

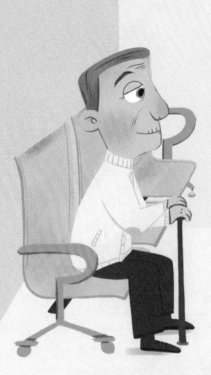

宝宝出生的日子到了！

在医院产房门口，全家人等了又等，等了又等。听护士阿姨说，有的妈妈生孩子很快，有的会很慢。

我迷迷糊糊地睡了一会儿。爸爸劝爷爷奶奶先带我回家，可是，我要在医院陪着妈妈。我一定要等到小宝宝出生，多么期待看到他呀！

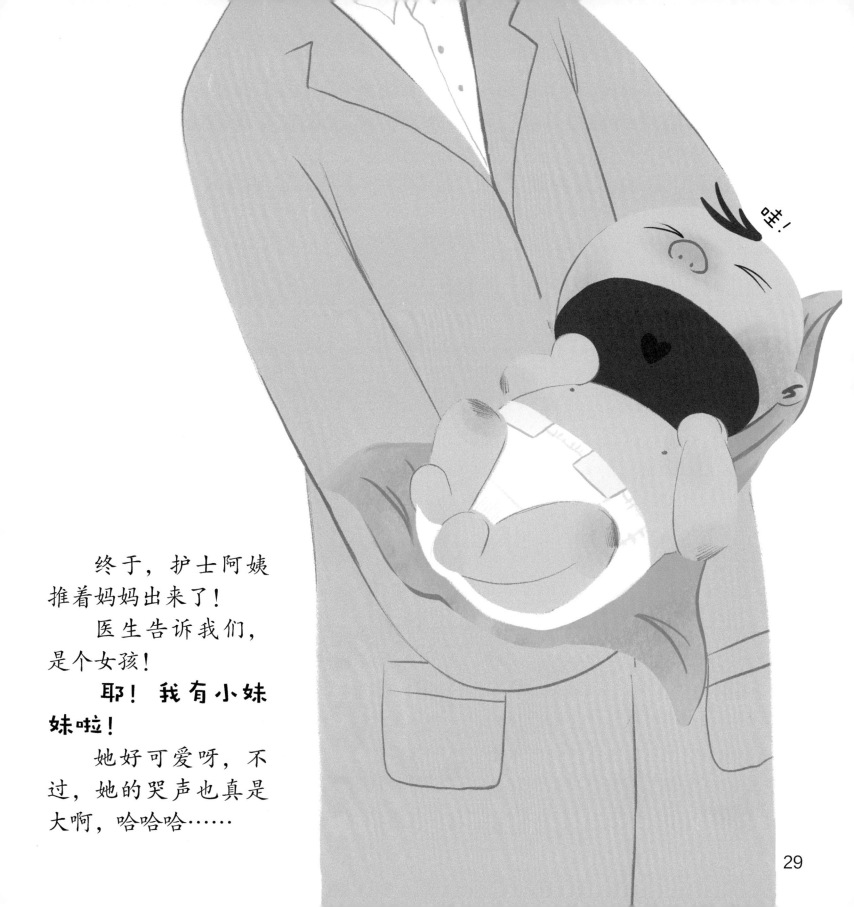

终于，护士阿姨
推着妈妈出来了！

医生告诉我们，
是个女孩！

**耶！我有小妹
妹啦！**

她好可爱呀，不
过，她的哭声也真是
大啊，哈哈哈……

刚出生的妹妹可以自己呼吸，很快就可以吃东西了，当然一开始还只能吃妈妈的母乳。不一会儿，妹妹就靠着妈妈睡着了，像个安静的小天使。妈妈也需要好好休息。

妹妹小小的，皮肤软软的，脸蛋胖乎乎的。我好喜欢她呀。

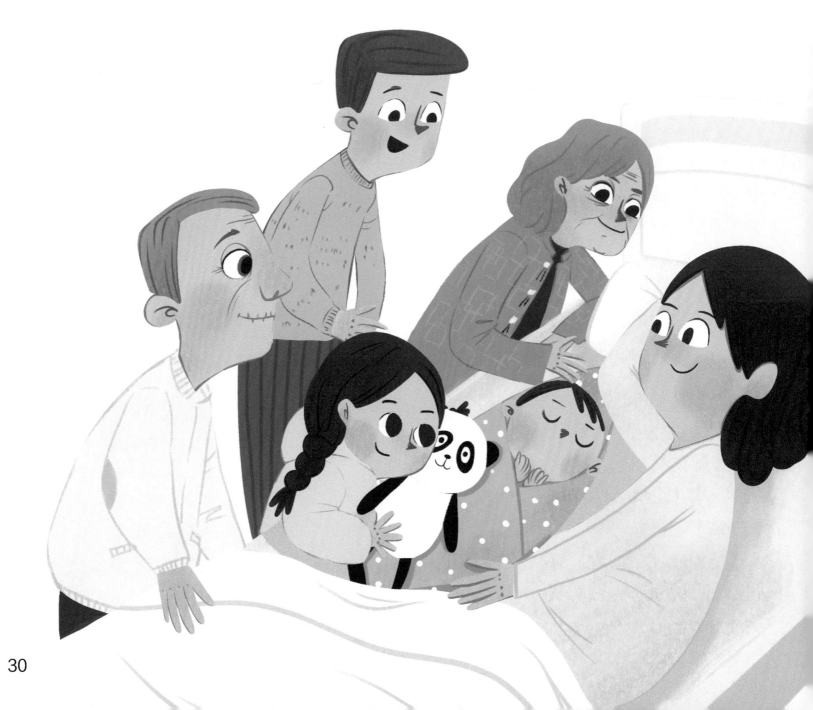

妹妹特别爱睡觉。我们一起
出去玩的时候，很多美丽的景色，
她都因为睡着了而没有看到。

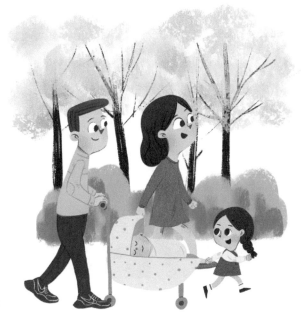

　　她总是不一会儿就饿了，哇
哇大哭着要喝奶。当她吃饱看着
我的时候，又会开心地咯咯笑。

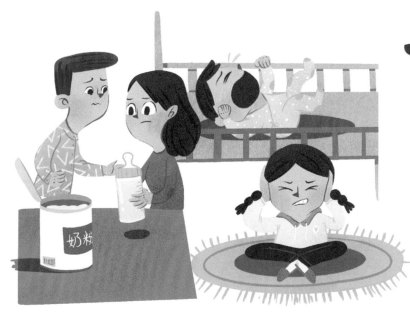

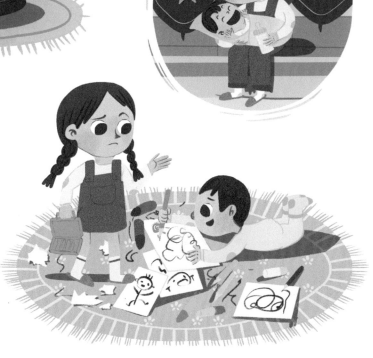

　　我看到妹妹一天天地长大。
慢慢地，她可以抬起头，爬来爬
去；可以坐起来，抓东西玩。有
时也会乱扔玩具，让我感到恼火
又有些无奈。妈妈说这跟我小的
时候一模一样。

31

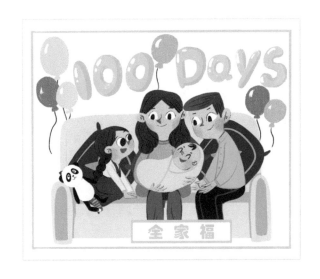

后来，她喊出了**"妈妈—""爸爸—"**，全家人都好开心。真希望她能早点学会叫**"姐姐"**，那将是一件多么神奇的事啊！

爸爸说，妹妹很快就能自己站立、走路、吃饭，还可以像我一样自己穿衣服、看图画书、讲故事、跑步、骑自行车、游泳……

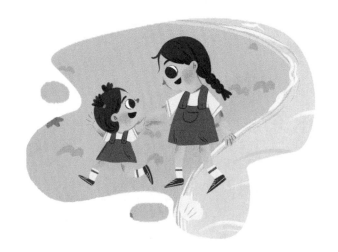

我和妹妹之间有好多有趣的事：

我们第一次拍全家福照片；

她第一次画了我和爸爸妈妈；

她第一次看见大海，兴奋地在沙滩上蹦蹦跳跳；

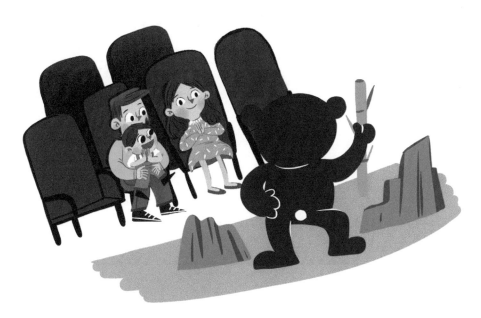

她第一次看我演出，使劲儿地为我鼓掌，像是自己得了奖一样高兴；

她第一次和爸爸妈妈送我去学校，好奇地东张西望；

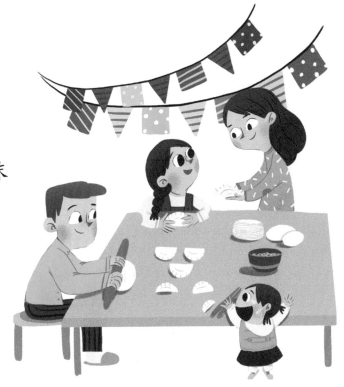

她第一次包饺子，抹得满脸都是面粉，好好笑；

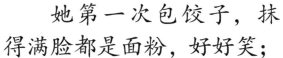

她第一次和我比个子，我们都长高了。以后，一定还有更多更多的第一次……

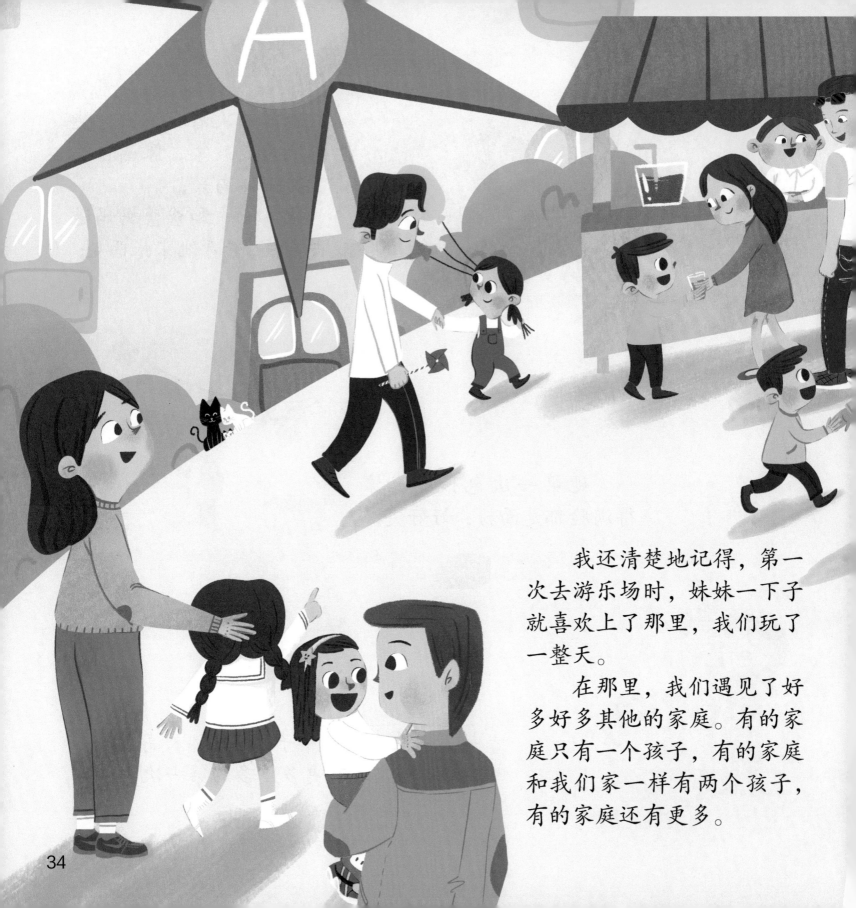

我还清楚地记得，第一次去游乐场时，妹妹一下子就喜欢上了那里，我们玩了一整天。

在那里，我们遇见了好多好多其他的家庭。有的家庭只有一个孩子，有的家庭和我们家一样有两个孩子，有的家庭还有更多。

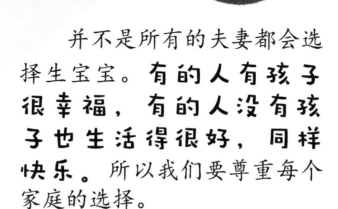

并不是所有的夫妻都会选择生宝宝。**有的人有孩子很幸福，有的人没有孩子也生活得很好，同样快乐。**所以我们要尊重每个家庭的选择。

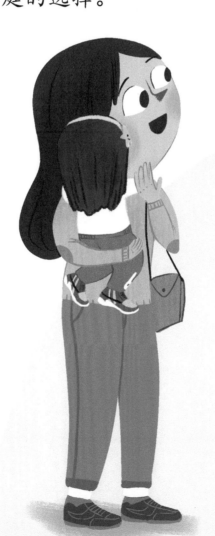

每一个生命的诞生，都是**奇妙又美好**的。其实，植物、动物们也都有各自奇妙的出生过程。

生命非常宝贵，不论人类，还是植物、动物，我们都要懂得**珍惜**，爱护自己和周围的每一个生命。